# BEI GRIN MACHT SICH IHR
# WISSEN BEZAHLT

AF168182

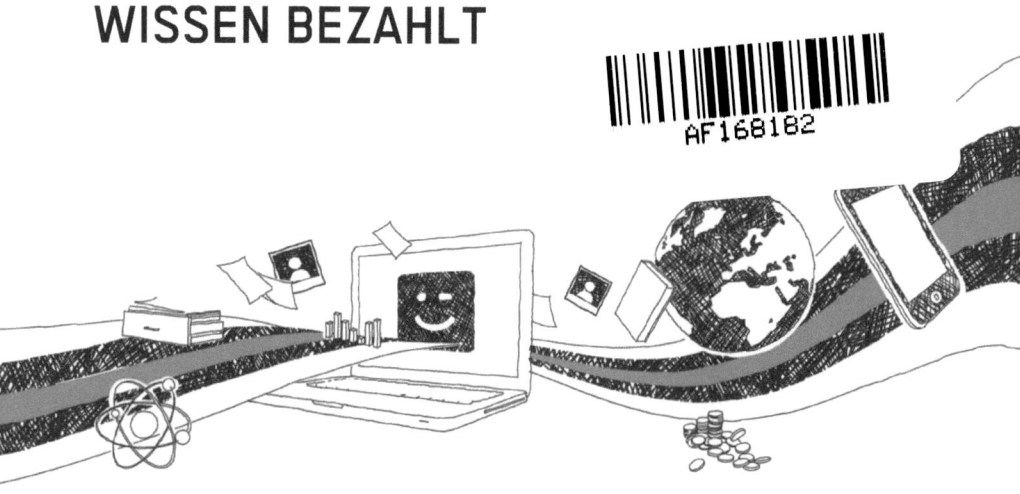

- Wir veröffentlichen Ihre Hausarbeit,
  Bachelor- und Masterarbeit

- Ihr eigenes eBook und Buch -
  weltweit in allen wichtigen Shops

- Verdienen Sie an jedem Verkauf

Jetzt bei www.GRIN.com hochladen
und kostenlos publizieren

GRIN ☺

# Möglichkeiten der Förderung der Gesundheitskompetenz durch die gesetzliche Krankenkasse

Olivia Keil

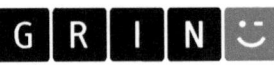

**Bibliografische Information der Deutschen Nationalbibliothek:**

Die Deutsche Nationalbibliothek verzeichnet diese Publikation in der Deutschen Nationalbibliografie; detaillierte bibliografische Daten sind im Internet über http://dnb.d-nb.de abrufbar.

ISBN: 9783346274427
Dieses Buch ist auch als E-Book erhältlich.

© GRIN Publishing GmbH
Nymphenburger Straße 86
80636 München

Alle Rechte vorbehalten

Druck und Bindung: Books on Demand GmbH, Norderstedt Germany
Gedruckt auf säurefreiem Papier aus verantwortungsvollen Quellen

Das vorliegende Werk wurde sorgfältig erarbeitet. Dennoch übernehmen Autoren und Verlag für die Richtigkeit von Angaben, Hinweisen, Links und Ratschlägen sowie eventuelle Druckfehler keine Haftung.

Das Buch bei GRIN: https://www.grin.com/document/942248

# Hausarbeit

## Möglichkeiten der Förderung der Gesundheitskompetenz, insbesondere durch die gesetzliche Krankenkasse

Modul: Beratung und Gesundheitskommunikation

Studiengang: 172 Master Prävention und Gesundheitspsychologie (M.Sc.)

**vorgelegt von: Keil, Olivia**

SRH Fernhochschule

Abgabedatum (online): 18.08.2020

# Inhaltsverzeichnis

# 1. Einleitung

## 1.1. Problemstellung

Laut einem Untersuchungsergebnis der Universität Bielefeld aus dem Jahr 2017 verfügen 54,3% der Befragten über eine problematisch bis inadäquate Gesundheitskompetenz. Lediglich 7,3% verfügen über eine exzellente und 38,4% über eine ausreichende Gesundheitskompetenz.[1] Auf Grundlage dieser Befragung wurde im Jahr 2018 der Nationale Aktionsplan Gesundheitskompetenz veröffentlicht.

Das Vorliegen von Gesundheitskompetenz ist für jeden Menschen individuell notwendig, um selbstbestimmt gesundheitsförderliche Entscheidungen zu treffen. Dies macht sich auch in der Nutzung von Präventionsangeboten und dem kurativen Gesundheitssystem bemerkbar und beeinflusst damit ebenfalls gesellschaftliche und wirtschaftliche Entwicklungen.

Aufgrund der fortschreitenden Digitalisierung werden vermehrt Informationen über das Internet eingeholt. Laut einer Umfrage der Techniker Krankenkasse (2018) informieren sich durchschnittlich 95% der Befragten über Suchmaschinen zu verschiedenen Gesundheitsthemen. Die zweitwichtigste Anlaufstelle stellen für durchschnittlich 45% Krankenkassen-Apps und -Webseiten dar. Weiterhin werden u.a. Gesundheitsportale (44%), soziale Netzwerke (26%) und Pharma-Apps und -Webseiten (17%) genutzt. (S. 22)

„Zwar stehen heute, allein über das Internet, so viele Informationen zur Verfügung wie noch nie. Doch sind diese Informationen nicht immer ohne Hürden auffindbar und nicht alle sind vertrauenswürdig und ausreichend qualitätsgesichert. Zudem sind sie oft stark durch wirtschaftliche Interessen beeinflusst. Und nicht zuletzt wird schon die schiere Fülle an Information oft eher als überfordernd denn als hilfreich wahrgenommen."[2]

Es stellt sich die Frage, welche Kriterien für einen gelungenen Beitrag der Gesundheitskommunikation zur Verbesserung der Gesundheitskompetenz maßgeblich sind.

---

[1] Vgl. *Schaeffer et al* (2020), S. 22
[2] *Schaeffer et al* (2020), S. 10

## 1.2. Zielsetzung

Im Rahmen dieser Hausarbeit werden sowohl theoretische Grundlagen zur Gesundheitskompetenz als auch Probleme, die bei fehlender Kompetenz entstehen, sowie vielfältige individuelle und organisationale Fördermöglichkeiten dargestellt. An einem Beispielsfall, hier gewählt eine Krankenkasse, werden Kriterien zur Förderung der Gesundheitskompetenz im Kontakt mit den Versicherten, beispielhaft dargestellt sowie generelle Handlungsempfehlungen für die Krankenkasse abgeleitet.

## 1.3. Aufbau dieser Arbeit

Zu Beginn dieser Arbeit werden die theoretischen Grundlagen hinsichtlich der Definition, der Entstehung und des Einflusses von Gesundheitskompetenz im Allgemeinen erläutert. Es werden weiterhin theoretische Grundlagen zu den Problemen, die bei geringer Gesundheitskompetenz entstehen sowie Möglichkeiten der Förderung im Allgemeinen aufgeführt. Im Anwendungsteil werden auf Grundlage der Theorie Kriterien für einen gelungenen Beitrag zur Gesundheitskommunikation hinsichtlich der Steigerung der Gesundheitskompetenz gebildet, die beispielhaft auf die BKK Löwensen sowie akademische Berufseinsteiger als Zielgruppe angewendet werden. Es werden Kommunikationsanlässe, an denen die Krankenkasse mit den Versicherten in Berührung kommt, sowie drei Beispiele der auf die Gesundheitskompetenz positiv einwirkenden Ansprache beschrieben sowie Handlungsempfehlungen für die Krankenkassen abgeleitet.

Im anschließenden Diskussionsteil werden die Kriterien, Beispiele und Handlungsempfehlungen im Hinblick auf die zuvor genannten theoretischen Grundlagen kritisch reflektiert. Abschließend folgt eine Kurzzusammenfassung der praktischen Relevanz dieser Arbeit sowie ein Ausblick in die weitere Entwicklung und Bedeutung der behandelten Themen in der Zukunft.

Es wird vorsorglich darauf hingewiesen, dass, wenn in dieser Hausarbeit von Patienten, Arbeitnehmern etc. geschrieben wird, geschlechtergerecht immer auch Patientinnen, Arbeitnehmerinnen, divers etc. gleichermaßen gemeint sind.

## 2. Theoretische Grundlagen

### 2.1. Definition, Entstehung und Einfluss von Gesundheitskompetenz

International wird von „Health Literacy" gesprochen, was wörtlich übersetzt „auf Gesundheit bezogene Literalität" bedeutet. In den 1970er Jahren wurden damit „grundlegende Schreib-, Lese- und Rechenfähigkeiten verstanden, die Menschen benötigen, um schriftliche Dokumente wie etwa Behandlungsinformationen oder Hinweise zur Medikamenteneinnahme lesen und verstehen zu können".[3]

Das Begriffsverständnis wurde im Lauf der Zeit wie folgt erweitert:

„Gesundheitskompetenz gilt als die Fähigkeit, Gesundheitsinformationen zu finden, zu verstehen, zu beurteilen und anzuwenden, um im Alltag angemessene Entscheidungen zur Gesundheit treffen zu können."[4]

Gesundheitsrelevante Informationen zu finden meint die aktive Handlung, nach eben diesen zu suchen. Dafür müssen sie einerseits zur Verfügung gestellt sein durch bspw. Printmedien, das Internet oder Leistungserbringer wie Apotheken, Ärzte, Physiotherapeuten etc., andererseits muss die Kompetenz des Suchenden entwickelt sein, an den richtigen Stellen aktiv Hilfe einzufordern. Weiterhin müssen die erhaltenen Informationen intellektuell in ihrer Aussage verstanden werden.

Die Informationen werden weiterführend beurteilt, d.h. kritisch beleuchtet, inwieweit sie für die eigene Frage- oder Problemstellung nützlich erscheinen. Hier werden selbstreflektorische Fähigkeiten benötigt. Im Anschluss daran werden die erhaltenen Informationen in das alltägliche Denken, Fühlen und Handeln integriert. Menschen mit hoher Gesundheitskompetenz leben gesundheitsbewusster.

Intrinsische Motivation, kritisches Denken, Kommunikationsfähigkeiten und Lesekompetenzen sind für eine gute Gesundheitskompetenz und gesundheitsbewusstes Verhalten von Vorteil.

Es geht in der erweiterten Definition nun also vielmehr darum, die gesundheitsrelevanten Informationen auf die individuelle Lebenssituation zu beziehen sowie für die Erhaltung

---

[3] *Schaeffer et al* (2020), S. 12
[4] *Gimbel/Lang* (2018), S. 180

und Förderung der Gesundheit nutzen zu können. Daher ist ihr Einfluss auf die Krankheitsbewältigung, Krankheitsprävention und Gesundheitsförderung des Einzelnen signifikant.[5]

Das Maß an Gesundheitskompetenz ist eng mit einem Compliance- und Adherence-Verhalten verbunden. „Compliance meint, dass die von einem Therapeuten vorgegebenen Anweisungen durch den Patienten befolgt werden."[6] Von Adherence spricht man, wenn Therapietreue vorliegt, weil der Patient selbst in Zusammenarbeit mit dem Therapeut entsprechend seiner Überzeugungen weitere Schritte vereinbart hat und von den therapeutischen innerlich Maßnahmen überzeugt ist.[7]

Die allgemeine Gesundheitskompetenz wird sowohl durch die Fähigkeiten und Fertigkeiten des Einzelnen (persönliche Gesundheitskompetenz), als auch die Anforderungen und Komplexität des Systems bzw. Lebensumwelt (systemische und organisationale Gesundheitskompetenz) geprägt.[8]

Jeder Mensch hat mehr oder weniger kompetenzwirksame persönliche und umweltbezogene Bedingungen als Voraussetzung für die Herausbildung von Gesundheitskompetenz. Über Gesundheitsangebote in der Schule, Gesundheitserziehung in der Familie und Gesundheitsförderung am Arbeitsplatz wird die Kompetenz erworben.[9]

Hintergrundinformationen zu Gesundheit und Krankheit, die dem Erwerb der Gesundheitskompetenz dienen, sollten in der Kindheit und im Schulsystem angesetzt werden.

„Ab dem Alter von circa 12 Jahren sind Kinder und Jugendliche in der Lage, mögliche körperliche und psychische Auslöser von Krankheiten wahrzunehmen. Sie entwickeln ein Verständnis von Gesundheit und Krankheit, das dem von Erwachsenen ähnelt. Interventionen zur Förderung des kompetenten Umgangs mit Gesundheitsinformationen sind in dieser Altersgruppe sinnvoll, denn insbesondere in der Adoleszenz entstehen riskante Verhaltensweisen, deren Folgen sich später im Lebensverlauf bemerkbar

---

[5] Vgl. *Schaeffer et al* (2020), S. 12 f.
[6] *Wittke* et al (2014), S. 80
[7] Vgl. *Wittke* et al (2014), S. 82
[8] Vgl. *Schaeffer et al* (2020), S. 13 f.
[9] Vgl. *Wittke et al* (2014), S. 71

machen können. Riskante Verhaltensweisen können beispielsweise riskantes Sexualverhalten oder regelmäßiger Tabak- und Alkoholkonsum sein."[10]

Hierbei ist jedoch erschwerend zu berücksichtigen, dass Kinder und Jugendliche wenig Interesse an Gesundheitsthemen haben, da sie aufgrund ihres hohen Energielevels und guter Kompensationsmechanismen weniger anfällig und von kürzerer Dauer krank sind als Ältere. Die gesundheitliche Sensitivität bei Älteren ist demnach höher.[11]

Weiterhin hat jeder Mensch unterschiedliche Vorstellungen von Gesundheit und geht anders damit um. Junge Menschen verfügen über andere Lebensgewohnheiten: sie benötigen z. B. weniger Schlaf, als Ältere.[12]

Nach Schaeffer et al (2020) gehen bestimmte soziodemografische Merkmale (...) häufiger mit einer unterdurchschnittlich ausgeprägten Gesundheitskompetenz einher. Dazu gehören ein geringer Bildungsgrad und ein niedriger sozialer Status, das Vorhandensein eines Migrationshintergrunds, ein höheres Lebensalter und das Vorliegen chronischer Erkrankungen. (S. 23) Für spezifischere Informationen wird auf Schaeffer et al (2020), S. 23-25, verwiesen.

Viele Menschen haben zwar ein Gesundheitsbewusstsein, jedoch Probleme mit der Umsetzung dieses Wissens in die alltägliche Handlung. Der sogenannte „innere Schweinehund" behindert oftmals gesundheitsbewusste Taten. „Erst wenn Beschwerden zunehmen, Krankheiten sich ausbreiten und die Lebensqualität nachlässt, beginnen viele damit, ihre erdachten Strategien in die Tat umzusetzen."[13]

Gesundheitskompetenz ist zum Erhalt der Arbeitsfähigkeit notwendig. Weitere Faktoren, die eine Rolle spielen, sind Gesundheit, Leistungs- und Erholungsfähigkeit, Motivation, entsprechende Einstellungen und Werte und der Arbeitsinhalt, die Arbeitsumgebung und Arbeitsorganisation, die zueinander in Wechselwirkung und in Beziehung zum gesellschaftlichen und persönlichen Umfeld stehen.[14]
Wer Gesundheitskompetenz besitzt, ist zur gesundheitlichen Autonomie und eigenständiger Gesundheitssicherung befähigt. Sie ist damit als wesentlicher

---

[10] Vgl. *Gasteiger-Klicpera/Maitz* (2020), S. 1
[11] Vgl. *Gimbel/Lang* (2018), S. 185
[12] Ebd.
[13] Vgl. *Gimbel/Lang* (2018), S. 186
[14] Vgl. *Gimbel/Lang* (2018), S. 187

Bestandteil von Empowerment zu verstehen.[15] Diese Fähigkeiten haben Einfluss auf alle Lebensbereiche des Menschen.

## 2.2. Probleme durch eine eingeschränkte Gesundheitskompetenz

„Je ausgeprägter die Gesundheitskompetenzen sind, so die allgemeine Annahme, desto besser ist man in der Lage, sich im Alltag über das Gesundheitswesen, die Prävention von Krankheiten und die Gesundheitsförderung zu informieren, eine Meinung zu bilden und Entscheidungen zu treffen, die die Lebensqualität und Gesundheit im Lebensverlauf erhalten oder verbessern."[16]

Liegt eine eingeschränkte Gesundheitskompetenz vor, tritt genau das Gegenteil ein: Den Menschen fällt es schwer, gesundheitsbezogene Informationen zu finden, zu verstehen, zu beurteilen und/oder auf die eigene Lebenssituation anzuwenden. Das erschwert es ihnen, im Alltag Entscheidungen zu treffen, die für ihre Gesundheit förderlich sind.

Davon unmittelbar beeinflusst ist die Einschätzung des eigenen Gesundheitszustands, das Informations- und Gesundheitsverhalten sowie die Inanspruchnahme des Gesundheitssystems. Menschen mit niedriger Gesundheitskompetenz schätzen ihren Gesundheitszustand in der Regel schlechter ein und verhalten sich hinsichtlich Ernährung, Bewegung, Energieausgleichshandlungen und riskanten Verhaltensweisen weniger gesundheitsförderlich.[17]

Laut einer Studie von Schaeffer et al (2020) betätigen sich bspw. nur vier Prozent der Menschen mit eingeschränkter Gesundheitskompetenz fast täglich körperlich aktiv. Die meisten verzehren weniger häufig Obst und Gemüse und konsumieren bspw. zuckerhaltige Limonade. Der Anteil der Übergewichtigen ist höher als unter denjenigen mit gut entwickelter Gesundheitskompetenz. (S. 27)

---

[15] Vgl. *Gimbel/Lang* (2018), S. 192
[16] *Jordan/Töppich* (2015), S. 921
[17] Vgl. *Schaeffer et al* (2020), S. 26

Menschen mit geringer Gesundheitskompetenz haben ggf. Probleme, die erhaltenen Informationen zu verstehen und für sich als hilfreich einzuordnen, sodass Behandlungsempfehlungen nicht befolgt bzw. Therapien eher abgebrochen werden (auch genannt non-compliance bzw. non-adherence).

„Erforderlich ist Gesundheitskompetenz, um dem Zuwachs an Entscheidungsmöglichkeiten und den gestiegenen Anforderungen an die Entscheidungsverantwortung in modernen Gesellschaften entsprechen zu können."[18]

Durch die sich in der Arbeitswelt 4.0 rasant verändernden Arbeitsbedingungen wie bspw. flexible Arbeitsort- und Arbeitszeitgestaltung, die künstliche Intelligenz und Digitalisierung und die Abnahme der Halbwertszeit erlernter Fähigkeiten kann der Wandel als neuer Status quo angesehen werden. Ein Teil der Menschen empfindet dies als eine neue Herausforderung, andere fühlen sich überwältigt und überfordert. [19] Gesundheitsbewusstsein und -kompetenz ist die Voraussetzung, um die neuen Arbeitsanforderungen physisch und psychisch gesund bewältigen zu können.

Ist die Gesundheitskompetenz eingeschränkt, entstehen neben den individuellen Problemen auch gesellschaftlich neue Herausforderungen, da beides in Wechselwirkung zueinander steht: „Geringe Gesundheitskompetenz in einzelnen Bevölkerungsgruppen wirkt sich mittelbar auch auf die Gesellschaft aus. Ein höheres Krankheitsrisiko und eine geringere Lebenserwartung sind unter anderem die Folgen."[20]

„Menschen mit einer eingeschränkten Gesundheitskompetenz nehmen das kurative Gesundheitssystem häufiger in Anspruch, nutzen aber Präventionsangebote seltener."[21]

Durch die geringere Inanspruchnahme von Prävention und Früherkennung kann es ggf. zu späterer Diagnosestellung kommen, was wiederum zu höheren Behandlungs- und Gesundheitskosten führt und das Risiko eines frühzeitigen Todes erhöht. Durchschnittlich besitzen Menschen mit mangelnder Gesundheitskompetenz durch schlechtere Fähigkeiten im Selbstmanagement eine schlechtere physische und psychische Gesundheit.[22]

---

[18] *Schaeffer et al* (2020), S. 13
[19] Vgl. *Gimbel/Lang* (2018), S. 182
[20] *STADA Arzneimittel AG* (2017), S. 5
[21] *Schaeffer et al* (2020), S. 27
[22] Vgl. *Merz* (2016), S. 158

„Deutliche Unterschiede zeigen sich bei den Krankenhausaufenthalten: Während weniger als zehn Prozent der Befragten mit sehr guter Gesundheitskompetenz im letzten Jahr einen Krankenhausaufenthalt hatten, waren es bei Befragten mit inadäquater Gesundheitskompetenz fast 40 Prozent."[23]

Die folgende Grafik einer Befragung der Techniker Krankenkasse zeigt, dass es im Vergleich zu gesunden Menschen den kranken Menschen schwerer fällt, an Gesundheitsinformationen zu gelangen, die sie benötigen bzw. diese zu verstehen und für sich anzuwenden:

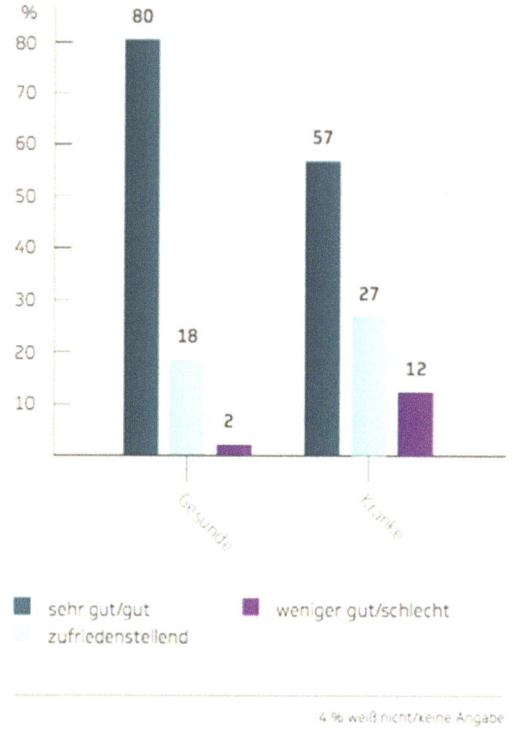

**Abbildung 1:** Informationsbeschaffungskompetenz von Gesunden und Kranken im Vergleich (Quelle: Techniker Krankenkasse (2018), *Wie gut gelingt es Ihnen, sich die Gesundheitsinformationen zu beschaffen, die Sie brauchen?*, S. 14)

---

[23] *Schaeffer et al* (2020), S. 27

## 2.3. Maßnahmen zur Förderung der Gesundheitskompetenz

„Ansatzpunkte für Interventionen zur Förderung von Gesundheitskompetenz können sein, durch geeignete Strategien und Maßnahmen die persönliche Gesundheits- kompetenz zu verbessern oder durch entsprechende System- oder Organisationsentwicklung, gezielte Fort- und Weiterbildung der Gesundheitsprofessionen und eine Verbesserung der Information und Kommunikation im Gesundheitswesen und in anderen gesellschaftlichen Bereichen die an die Nutzer gestellten Anforderungen zu reduzieren."[24]

Am besten sollten die verschiedenen Interventionsansätze kombiniert eingesetzt werden.

Auf individueller Ebene kann die Gesundheitskompetenz durch ein gesteigertes Gesundheitsbewusstsein gefördert werden. Durch Achtsamkeits- und Atemübungen, aktive Pausen im Alltag, gezielter Bewegung sowie Verbesserung der Beweglichkeit, eine gerade und stabile Körperhaltung und Meditation wird die Körperwahrnehmung geschärft. Signale des Körpers können damit mehr und mehr wahr und ernstgenommen werden. Mit ausreichend Schlaf, Entspannung aber auch gesunder Ernährung und zwei Liter Flüssigkeitszufuhr täglich, werden die Energiereserven ebenfalls wieder aufgefüllt.[25]

Mentale Techniken, Selbst- und Prioritätenmanagement sowie Resilienzstrategien und dadurch eine verbesserte Stressstabiltät sind ebenfalls wichtig.[26]

Die Menschen, die achtsam mit sich selbst umgehen, nehmen etwaige physische und psychische Unstimmigkeiten eher wahr und können sich dementsprechend gezielter spezifische Informationen, die für eine Genesung relevant sind, einholen und umsetzen. Gleichzeitig sorgt das Bewusstsein dafür, dass weniger gesundheitsriskante Verhaltensweisen erfolgen, was wiederum präventiv schützt.

Von Seiten der Schulen kann der Grundstein zur Entwicklung der Gesundheitskompetenz spielerisch durch Projektwochen oder durch die Eingliederung in die Schulfächer gelegt werden. Arbeitgeber und Organisationen können die

---

[24] *Schaeffer et al* (2020), S. 14
[25] Vgl. *Bernatzeder* (2018), S. 38 ff.
[26] Vgl. *Bernatzeder* (2018), S. 131

Gesundheitskompetenz der Mitarbeiter durch eine stärkere Einbindung des Betrieblichen Gesundheitsmanagements fördern. So könnten vermehrt Gesundheitstage, Schulungen, interne und externe Angebote zur kostenlosen Gesundheitsberatung und Gesundheitscoaching angeboten werden.[27]

Weiterhin sollten die „Führungskräfte in Unternehmen in ihrer Verantwortung für eine gesundheitskompetente Gestaltung der Arbeit [unterstützt] und sie für die gesundheitlichen Belastungen der Beschäftigten in den herausfordernden Phasen des Berufsstarts, der Familiengründung, der beruflichen Umorganisation, der Pflege von Angehörigen und des Übergangs in den Ruhestand [sensibilisiert werden]." [28] Führungskräfte haben in Ihrer Vorbildrolle wesentlichen Einfluss auf die Gesundheit der Mitarbeiter und stellen damit Multiplikatoren von Gesundheitskompetenz dar.

Unabdingbar für die Förderung der Gesundheitskompetenz ist ein gutes Vertrauensverhältnis zwischen der Bevölkerung und bspw. den Akteuren des Gesundheitssystems. Da Vertrauen kein absoluter Zustand ist, sondern sich in einem Kontinuum zwischen absolutem Vertrauen und absolutem Misstrauen bewegt, muss es regelmäßig neu bestätigt werden.[29] Patientenzentrierte Kommunikation bzw. eine Arzt-Patient-Partizipation ist förderlich.

Nach Jordan/Töppich (2015) ist das Ausmaß der Gesundheitskompetenz ganz wesentlich auch von der fachlichen Qualität, Angemessenheit, Verständlichkeit, Sichtbarkeit, Verfügbarkeit und Vermittlungsform der bereitgestellten Informationen [abhängig]. (S. 921)

Demnach sind vor allem auch die im Gesundheitssystem tätigen Professionen hinsichtlich ihrer Kommunikations- und Informationskompetenz zu stärken.[30] Techniken der operanten Konditionierung, Lernen am Modell und sokratische Gesprächsführung können eingesetzt werden.

---

[27] Vgl. *Schaeffer et al* (2020), S. 32 f.
[28] *Schaeffer et al* (2020), S. 33
[29] Vgl. *Weise* (2019), S. 591 ff. für weiterführende Informationen.
[30] Vgl. *Schaeffer et al* (2020), S. 28

Nicht zu unterschätzen ist weiterhin der übergeordnete Einfluss der Politik und staatlichen Gesundheitsämter, die das Gesundheitsbewusstsein und Konsumverhalten der Bevölkerung über Aufklärungskampagnen, Gesetzgebung und Besteuerung ebenfalls regulieren. So können bspw. „durch gezielte Anreize (…), zum Beispiel durch Preispolitik, transparente Informationen und klare Produktkennzeichnungen, gesunde Entscheidungen der Konsumenten [herbeigeführt werden]. (…) [Dazu gehört auch ein] Verbot von Werbung mit Falschinformationen und von an Kinder gerichtetem Marketing für ungesunde Lebensmittel in der Werbung im Fernsehen, im Internet, in Printmedien, auf Verpackungen, in Geschäften sowie im öffentlichen Raum."[31]

Weiterhin wird auf die zukünftig zunehmende Implementierung von digitalen Gesundheitsprodukten verwiesen, welche in erster Linie das Empowerment der Bevölkerung stärken sollen.[32] Laut einer Umfrage der Techniker Krankenkasse nutzten im Jahr 2018 bereits 31% der Befragten mit hoher Gesundheitskompetenz, 27% mit mittlerer Gesundheitskompetenz und 17% mit niedriger Gesundheitskompetenz mindestens einen digitalen Helfer wie bspw. Gesundheitsapps, Pulsuhren, Fitness-Tracker, Smart Watch oder e-Coaches.[33]

---

[31] *Schaeffer et al* (2020), S. 34 f.
[32] Vgl. *Müller/Samerski* (2019), S. 43
[33] Vgl. *Techniker Krankenkasse* (2018), S. 29

# 3. Anwendung

## 3.1. Kriterien für einen gelingenden Beitrag zur Gesundheitskommunikation hinsichtlich der Stärkung der Gesundheitskompetenz

Das eine vertrauensvolle Beziehung zwischen den Patienten und den Vermittlern von gesundheitsrelevanten Informationen für gesundheitsbewusstes Lernen, Denken und Handeln notwendig ist, wurde bereits im Theorieteil näher erläutert.

Um Vertrauen aufzubauen und aufrecht zu erhalten, sollte die Kommunikation stets offen, ehrlich und transparent erfolgen. Dabei sollte das was gesagt wird, mit den Handlungen übereinstimmen. Empathie, Raum für Emotionen und Persönlichkeit schaffen Nähe. Vertrauen baut sich auf durch wiederholt positive Erfahrungen.[34]

Gespräche und Ansprachen auf Augenhöhe werden immer häufiger gefordert. „Durch eine bessere Kenntnis der eigenen Gesundheitssituation kann der informierte Patient Selbstverantwortung für seinen Gesundheitszustand übernehmen und aktiv zu dessen Verbeserung beitragen. Ebenso wünschen auch Ärzte einen Gesprächspartner, der seine Situation kennt und versteht."[35]

Vorschnelle Urteile und Versprechungen sind zu vermeiden. Auf Fragen des Patienten sollte eingegangen werden und generell sind Patienten wertschätzend in die Entscheidungen mit einzubeziehen.[36] Kultur- und Gendersensibilität spielen dabei eine größer werdende Rolle.

Schumacher (2020) beschreibt fünf Maßnahmen für eine gute Arzt-Patienten-Beziehung. Vor dem Kontakt sollte sich der Arzt auf den Patienten vorbereiten, indem er sich mit der Krankenakte und Patientengeschichte nochmals vertraut macht. Aktives und aufmerksames zuhören, das Hinterfragen der Lebensumstände des Patienten sowie die Würdigung kleiner Erfolge, die Spiegelung wahrgenommener Emotionen und gemeinsame Prioritätensetzung sind weitere Faktoren. (S.162) Diese Maßnahmen lassen sich auf jede zwischenmenschliche Interaktion übertragen.

---

[34] Vgl. *Weise* (2019), S. 601 ff.
[35] *Weise* (2019), S. 602
[36] Vgl. *Wittke* et al (2014), S. 15

Zusätzlich sind Zielgruppenkenntnis, Expertise, Sachkompetenz und Professionalität hinsichtlich Rechtschreibung, formalen Richtlinien und Einhaltung des Datenschutzes wichtig, um glaubwürdig und gelungen zu kommunizieren.[37]

Weiterhin sollte die Nutzerfreundlichkeit gegeben sein, bzw. stetig verbessert werden. „Das deutsche Gesundheitssystem zählt zwar zu den leistungsfähigsten der Welt, zeichnet sich jedoch gleichzeitig durch hohe Fragmentierung und sektorale Durchgliederung, sowie eine große Vielzahl an Einrichtungen, Zuständigkeiten, Regelungen und Verfahren aus. Hinzu kommen bürokratische Hürden, komplizierte Antragsverfahren und -prozesse, einzuhaltende Fristen und intransparente administrative Vorgaben. Für viele Menschen, besonders für solche mit geringer Gesundheitskompetenz, ist es schwer, den daraus erwachsenden Anforderungen nachzukommen. Deshalb ist es wichtig, die administrativen Voraussetzungen, aber auch den Zugang zum System so niedrigschwellig wie möglich zu gestalten, Transparenz herzustellen und gleichzeitig geeignete Unterstützung für all jene anzubieten, die mit diesen Anforderungen überfordert sind."[38]

Ebenfalls zu berücksichtigen ist der Einfluss der gewählten Marketing-Strategie. Durch Werbung kann das Interesse der Patienten geweckt und die Aufmerksamkeit entsprechend gelenkt werden. Je höher das Involvement ist, also die Bereitschaft sich mit einem Thema auseinanderzusetzen, umso aktiver suchen sich die Menschen entsprechende Informationen und setzen diese um. Bei geringerem Involvement muss die Werbung auffälliger und die Kommunikation stärker sein.[39]

Wichtig ist weiterhin, dass das Auftreten der Unternehmen und Akteuren des Gesundheitssystems zeitlich stabil und die Aussagen inhaltlich konsistent sind (integrierte Kommunikation), um langfristige, vertrauensvolle Beziehungen zu den Patienten aufzubauen.[40]

Die Digitalisierung bietet viele Chancen. Die Menschen informieren sich zunehmend zusätzlich im Internet über Gesundheitsthemen, nicht alle Informationen sind jedoch korrekt oder hilfreich. „Die Aufgabe von Gesundheitsexperten sei es, Betroffene in Richtung der sinnvollen Kanäle zu lenken. Dafür sei es notwendig, (…) Patienten auf der

---

[37] Vgl. *Weise* (2019), S. 602
[38] *Schaeffer et al* (2020), S. 40
[39] Vgl. *Kindermann/Krüger* (2019), S. 60
[40] Vgl. *Kindermann/Krüger* (2019), S. 62 f.

Suche nach der richtigen Behandlung, einem gesunden Lebensstil oder dem Seelenheil so eng wie möglich zu begleiten."[41]

Jedes Unternehmen und jede Organisation besitzt einen digitalen Ruf, mit dem es sich zu beschäftigen und den es zu pflegen gilt.

## 3.2.  Beispiel BKK Löwensen

Die gesetzliche Krankenkasse möchte akademischen Berufseinsteigern einen gesunden Einstieg in die Arbeitswelt vermitteln. Nachfolgend werden einzelne Besonderheiten eines Kommunikationskonzeptes, welches auf die Erhöhung der Gesundheitskompetenz abzielt, zusammengefasst. Weiterhin werden konkrete Kommunikationsanlässe beschrieben, an denen die Krankenkasse mit den Versicherten in Berührung kommt. Anhand von drei Beispielen wird aufgezeigt, wie eine auf die Gesundheitskompetenz zielende Ansprache erfolgen kann.

Eine vertrauensvolle Beziehung ist wichtig. Laut einer Umfrage sprechen 86,9 % der in Deutschland gesetzlich Krankenversicherten den Krankenkassen hohe Vertrauenswerte zu, was wiederum eine gute Ausgangsbasis darstellt.[42] Wie bereits beschrieben ist dieses Vertrauen regelmäßig durch entsprechende Maßnahmen zu bestätigen.

Die Kriterien für einen gelingenden Beitrag zur Gesundheitskommunikation lassen sich entsprechend auf die Kommunikation zwischen Krankenkassen und Versicherten übertragen:

In jedem Fall sollte die Ansprache offen, ehrlich und transparent erfolgen. Zeitlich stabile Aussagen und inhaltliche Konsistenz sind wichtig, die Handlungen der BKK Löwensen sollte den Worten folgen. Wann immer eine Möglichkeit besteht, mit den Versicherten in Kontakt zu kommen, sollte auf deren eventuell aufgetretene Fragen eingegangen werden. Sie sind in die Entscheidungen mit einzubeziehen bzw. sollten das Gefühl der freien Wahl haben. In der Umsetzung sind auch kleine Erfolge zu würdigen.

Ziele der gesundheitsförderlichen Maßnahmen und Ansprachen sind es, die Selbstverantwortung und das Gesundheitsbewusstsein der Versicherten zu stärken. Um eine persönlich ansprechende Ebene zu finden, muss Zielgruppenkenntnis vorliegen. Im

---

[41] *Kindermann/Krüger* (2019), S. 63
[42] Vgl. *Weise* (2019), S. 600

Fall von akademischen Berufseinsteigern sind dies mehrheitlich junge Menschen im Alter von ca. 20 bis 30 Jahren.

Wie bereits unter Kapitel 2.1. beschrieben besitzen die Menschen in dieser Lebensspanne regelmäßig ein hohes Energielevel und gute Kompensationsmechanismen und sind daher weniger anfällig und von kürzerer Dauer krank als Ältere. Die gesundheitliche Sensitivität ist demnach relativ gering, nimmt jedoch im fortschreitenden Alter mit sich steigernden Beschwerden stetig zu. Weiterhin finden in dieser Phase mehrere einschneidende (kritische) Lebenssituationen statt wie bspw. der Abschluss des Studiums und die ersten Berufserfahrungen in Vollzeit, das Zusammenwohnen mit einem festen Partner, ggf. Familiengründung oder Heirat. Kultur- und Genderspezifische Besonderheiten sind, abhängig vom Gebiet der anzusprechenden Versicherten, zu beachten.

Die heutigen Studienabsolventen besitzen durch das Hereinwachsen in die Digitalisierung in jungen Jahren bereits gut ausgebildete digitale Medienkompetenzen. Dennoch sollten die Informationen und Handhabung von und über Apps, Fitnessprodukten, Webseiten, etc. so nutzerfreundlich wie möglich gestaltet sein.

Weiterhin spielen ein ansprechendes Marketing und fortwährende (digitale) Imagepflege der BKK Löwensen eine Rolle, um mit den Versicherten ansprechend und vertrauensvoll in Interaktion zu treten.

Konkrete Kommunikationsanlässe, an denen die BKK Löwensen mit den Versicherten in Kontakt treten kann, ist bspw. die Bewerbung der Vorzüge der Mitgliederwerbung, die Bekanntgabe neuer, nutzerfreundlicher, technischer Tools oder auch das aufmerksam machen auf bestehende, von der BKK finanzierte, Gesundheitskurse. Auch können gesundheitsrelevante Informationen den Versicherten aufklärend zur Verfügung gestellt werden. So kann die BKK Löwensen bspw. über die Wichtigkeit von ausreichend Erholung und Schlaf, die gesundheitsschädlichen Nebenwirkungen von Zuckerkonsum und die Vorteile von Treppensteigen im Vergleich zur Fahrstuhlnutzung aufklären. Akademische Berufseinsteiger können weiterhin Tipps zur Prioritätensetzung in er Arbeitswelt, Stressbewältigung, Vereinbarkeit mit anderen Lebensbereichen wie z. B. Familie sowie gesunde Ernährung am Büroarbeitsplatz erhalten.

Ins Gespräch kommen kann die BKK Löwensen über bspw. Messeauftritte bei Messen für Studienabsolventen und Berufseinsteiger oder Vorträge und Seminare, die vom

Arbeitgeber organisiert bzw. finanziert werden. Versicherungsleistungen kann die BKK Löwensen über die Webseite, Printmedien, Apps etc. bewerben.

Anlässe, weshalb die Versicherten sich konkret an die BKK Löwensen wenden, können sein, dass Fragen zu Versicherungsleistungen, bürokratischen Antragsverfahren oder technischer Handhabung geklärt werden wollen. Generell können sie sich hinsichtlich der Prävention und Bewältigung von gesundheitlichen Beschwerden sowie Gesundheitsförderung informieren.

Die Kommunikation von Seiten der Versicherten kann heutzutage über mehrere Wege erfolgen: einerseits können Filialen der BKK Löwensen direkt aufgesucht bzw. Briefe per Post versandt werden. Im Zuge der Digitalisierung haben sich jedoch auch Telefonie, der Rückruf-Call zu einer vom Versicherten gewählten Uhrzeit, Emails, Online-Anfragen im interaktiven Kundencenter der Krankenkasse und die Chat-Funktion via Messenger, ggf. mit Video, etabliert.[43]

Ergänzend werden drei Beispiele dargestellt, wie eine auf die Gesundheitskompetenz zielende Ansprache der BKK Löwensen auf ihre Versicherten erfolgen kann:

Mit der Einführung eines Bonusprogramms wird gesundheitsbewusstes, präventives Verhalten der Versicherten verstärkt. Die Versicherten werden angehalten, bspw. täglich 10.000 Schritte zu gehen und erhalten für jeden Tag, an dem dieses Ziel erreicht wurde, einen Euro ihres Beitrags sowie verbalen Zuspruch zurück. Gleichzeitig können Bonusleistungen für Vorsorgechecks erbracht werden. Die Versicherten können frei entscheiden, inwieweit sie diese Angebote nutzen wollen. Aktivitäten werden durch die verbale und finanzielle Belohnung positiv konditioniert. Geführt werden können die Aktivitäten per App der BKK Löwensen oder einem Bonusheft in Papierform.

Mit der Gesundheitscoach-App kann die BKK Löwensen über gesundheitsförderliches und -schädigendes Verhalten aufklären. Durch regelmäßige Tipps und Übungen in Bezug auf gesunde Ernährung, effektive Bewegung, Freizeit-Erholungsmöglichkeiten, energiebringende Atmung, ausreichend Schlaf und Psychohygiene lernt der Versicherte zunehmend, inwieweit er selbst Einfluss auf seine Vitalität hat. Das Bewusstsein über die Zusammenhänge wird gestärkt. Die Versicherten werden durch Wissen und regelmäßiges Training in die Lage versetzt, ihren Gesundheitszustand selbst

---

[43] Vgl. *Statista* (2017)

einschätzen zu können, schädigendes von förderlichem Verhalten bewusst zu unterscheiden und demnach auch eigenverantwortlich zu handeln.

Ein weiteres Beispiel stellt der Krankenkassen-Lauf-Wettbewerb dar. Dieser kann über die Website, Apps, Videos und Printmedien beworben werden. Hier werden die Versicherten aufgerufen, ihre Laufzeiten und Kilometer vom Joggen zu teilen. Diese werden von allen Versicherten der BKK Löwensen zusammenaddiert und mit denen der anderen Gruppen verglichen. Die besten Gruppen erhalten attraktive Prämien. Dies schult das (Selbst-)Vertrauen, dass der Einzelne wirkungsvoll einen Beitrag zur Gemeinschaft leistet und trägt zum regelmäßigen Sporttreiben bei. Über die Bestleistungen der eigenen Gruppe erzielt man ebenfalls einen motivierenden Imitationslerneffekt.

### 3.3. Handlungsempfehlungen für die gesetzlichen Krankenkassen

Wie bereits beschrieben, können Maßnahmen hinsichtlich der Stärkung der Gesundheitskompetenz sowohl auf der individuellen als auch auf der organisationalen Ebene angesetzt werden. Krankenkassen haben durch den Kontakt zu ihren Versicherten sowie Vernetzung mit Arbeitgebern, Organisationen etc. die Möglichkeit, auf beiden Ebenen Wirkung zu erzielen.

Bürokratisch kann der Erwerb und die Erweiterung der Gesundheitskompetenz von Menschen gefördert werden, wenn „Antragsprozesse, Verfahren und administrative Instrumente wie Bescheide, Formulare und Verträge der Kosten- und Leistungsträger so weit wie möglich vereinfacht und nutzerfreundlich gestaltet werden."[44] Es ist gut, wenn die Orientierung und Navigation im Gesundheitssystem und in den Versorgungseinrichtungen erleichtert wird, auch durch eine vereinfachte Kontaktaufnahme und niederschwellige Erreichbarkeit.[45]

Eine vermehrte Nutzung der Chatfunktionen oder auch Videotelefonie für schnellere Hilfe bei akuten Problemen und Fragestellungen ist hilfreich. Weiterhin könnten Videos zu gesundheitlichen Themen über Arztpraxen oder online über Youtube verbreitet werden.

---

[44] *Schaeffer et al* (2020), S. 40
[45] Vgl. Ebd.

Es ist wichtig „vulnerable Gruppen wie Menschen mit geringen sozio-kulturellen und ökonomischen Ressourcen, Menschen mit Migrationshintergrund, Menschen mit chronischer Erkrankung oder im höheren Lebensalter besonders zu berücksichtigen."[46] Dolmetscherleistungen und Übersetzungshilfen sind für Migranten und Flüchtlinge besonders hilfreich.[47]

Wie bereits erläutert wird der Grundstein für den Erwerb der Gesundheitskompetenz bereits in der Kindheit und im Schulsystem gelegt. Krankenkassen können Gesundheitsangebote und Workshops in der Schule für sowohl die Schüler (auch z.B. im Rahmen einer AG) als auch Lehrer platzieren. Diese Angebote können weiterführend in Universitäten wiederholt und vertieft werden.

Im betrieblichen Kontext können in Zusammenarbeit mit den Arbeitgebern ebenfalls Workshops, Vorträge und Schulungen für die Mitarbeiter angeboten werden. Durch die Krankenkasse initiierte Firmenwettbewerbe wie bspw. „Mit dem Rad zur Arbeit" schärfen das Bewusstsein für die Wichtigkeit von Bewegung und motivieren zu gesundheitsbewussten Handlungen.

Krankenkassen können verstärkt Gesundheitskampagnen verfolgen. Ein Ziel von Gesundheitskampagnen ist es beispielsweise, die Eigenverantwortung der Menschen zu fördern und zu stärken. Es soll ein Bewusstsein für bestimmte Krankheitsbilder oder deren Prävention geschaffen werden, um der Bevölkerung die Folgen gewisser Verhaltensweisen vor Augen zu führen. Ebenfalls sollen die Kampagnen positiven Einfluss auf das Verhalten der Zielgruppe nehmen.[48]

Gesundheitskampagnen können von den Krankenkassen individuell oder in Zusammenarbeit mit der Bundeszentrale für gesundheitliche Aufklärung oder dem Bundesministerium für Gesundheit geführt werden. Der Vorteil einer Zusammenarbeit mit einem der genannten Träger liegt unter anderem in einer erweiterten Reichweite sowie Bereitstellung finanzieller Ressourcen durch eben diesen.[49]

Sie können sich in Zusammenarbeit mit dem Staat bzw. der Pharmaindustrie vermehrt um Aufklärung über wirksame Alternativmethoden bemühen. So kann bei Arztbesuchen

---

[46] *Schaeffer et al* (2020), S. 39
[47] Vgl. *Schaeffer et al* (2020), S. 41 f.
[48] Vgl. *Bonfadelli* (2017), S. 37
[49] Vgl. *Pfannstiel/Schweighöfer* (2018), S. 106

oder auf Medikamentenverpackungen darauf hingewiesen werden, dass bei dem bestehenden Problem bspw. ebenfalls Bewegung, viel Wasser, ein spezieller Tee, homöopathische Kräutertropfen und Atemübungen zur Besserung verhelfen können. Aufklärung in dieser Hinsicht fördert die Gesundheitskompetenz der Versicherten. Sie lernen, dass sie mehr Einfluss auf Ihre Gesundheit haben, als sie bislang denken und können eigenverantwortlich über weitere Wege entscheiden.

Generell sind schon kleine Erfolge des gesundheitsbewussten Versicherten oder Teilnehmenden eines Programms über verbalen oder schriftlichen Zuspruch oder bspw. Bonusprogamme zu würdigen. Ernährungskonzepte, Schrittzähler, Fitnesstracker und untereinander verknüpfte eHealth-Produkte sollten den Versicherten vermehrt angeboten werden.

Über Gesundheitsapps können Popup-Informationen zur Aufklärung über bspw. gesunde Ernährung, Bewegung, die Bedeutsamkeit des Wassertrinkens, Psychohygiene und Stressbewältigung gestreut werden. Potenzielle Nutzer sollten von Anfang an in die Erstellung und Gestaltung von Informationen einbezogen werden.[50]

Krankenkassen können weiterhin Kurse zu diesen Themen über die Arbeitgeber, Volkshochschulen, Universitäten, Messen, Festivals, Selbsthilfegruppen, stationäre Einrichtungen etc. bewerben und bezahlen lassen.

Bei der Gestaltung von Appellen der Gesundheitskommunikation finden insbesondere die operante Konditionierung und das Imitationslernen Anwendung.[51] Die Sokratische Gesprächsführung kann als Technik im Dialog oder in Gruppen verwendet werden. Hierbei werden die Patienten durch Hilfestellungen und gezieltes Nachfragen befähigt, selbst auf die richtige Lösung der gestellten Fragen zu gelangen.[52]

---

[50] Vgl. *Schaeffer et al* (2020), S. 43
[51] Vgl. *Schwarz/Hutter* (2012), S. 51
[52] Vgl. *Rohr/Schubert/Zwicker-Pelzer* (2019), S. 74

# 4. Diskussion

In der vorliegenden Hausarbeit wird umfängliches Theoriewissen zur Gesundheitskompetenz erläutert. Verschiedene Definitionen sind in der Literatur vielfach zu finden; es besteht keine Einheitlichkeit. Die Probleme, die sich für Menschen mit eingeschränkter Gesundheitskompetenz ergeben sowie Maßnahmen zur Förderung der Gesundheitskompetenz werden vollumfänglich dargestellt.

Bezüglich der Bereiche, bei denen Maßnahmen zur Förderung angesetzt werden können, wird sich im Allgemeinen auf verschiedene Orte, an denen die Menschen mehrheitlich Zeit verbringen und Informationsaustausch stattfindet wie bspw. die Schule, das Arbeitsumfeld sowie die individuelle Ebene beschränkt. Gleichermaßen werden Handlungsmöglichkeiten auf der politischen Ebene aufgezeigt. Es existieren weitere Handlungsebenen wie z. B. die Gemeinschaft, das Gesundheitssystem sowie verschiedene Lebenswelten wie Freizeit- und Lebensbedingungen, die näher beleuchtet werden könnten.[53]

Weitestgehend wenig wird die Rolle der Unternehmen mit samt der Führungskraft betrachtet. Eine Beleuchtung des Einflusses des Betrieblichen Gesundheitsmanagements zur Stärkung der Gesundheitskompetenz ist lohnenswert.

„Die derzeitig vorhandenen Konzepte (...) stellen meist die körperliche Fitness der Mitarbeitenden in den Vordergrund. Als Formate stehen die von den Krankenkassen bezuschussten Präventionskurse oder der jährliche Gesundheitstag hoch im Kurs."[54] Darüber hinaus bieten sich viele weitere Ansatzpunkte an.

Der Einfluss der Werbung und ein ansprechendes Marketingkonzept werden in dieser Hausarbeit lediglich oberflächlich angesprochen. Im Wesentlichen wird sich auf die natürliche Sprache, ggf. auch Zeichen, Symbole und visuelle Kommunikation beschränkt. Nonverbale Kommunikation hat ebenfalls einen großen Einfluss auf die Meinungsbildung und wird aus Umfangsgründen nicht weiter beleuchtet.

Das für die BKK Löwensen erstellte Kommunikationskonzept zur Erhöhung der Gesundheitskompetenz stellt einen Überblick über die zu beachtenden Faktoren dar. Die Beispiele orientieren sich vage an bereits in ähnlicher Art vorliegenden Tools der

---

[53] Vgl. *Wittke et al* (2014), S. 90 f.
[54] *Gimbel/Lang* (2018), S. 180

gesetzlichen Krankenkassen wie z. B. der Allgemeinen Ortskrankenkasse oder Techniker Krankenkasse. Die Webseiten der Krankenkassen bieten beispielhaft umfängliche Informationen zu ähnlichen Themen.

Im Anwendungsteil wird sich im Wesentlichen beschränkt auf die individuellen Möglichkeiten und sowie die Ansätze der Krankenkassen als Teil des Gesundheitssystems. Außer Acht gelassen werden weitere Akteure wie bspw. Ärzte, Kliniken, Apotheken, Pharmareferenten und -hersteller, Leistungserbringer wie Pflegedienste, Physiotherapeuten, Ernährungsberater etc., kassenärztliche Vereinigungen und staatliche Institutionen.[55]

Die unter Kapitel 3.3. erläuterten Handlungsvorschläge gelten weiterhin gleichermaßen für die Gesetzgeber, Fachverbände, Hochschulen, Gesundheitseinrichtungen, Selbsthilfegruppen sowie Betroffene.

Die im gleichen Kapitel vorgeschlagenen Gesundheitskampagnen als Mittel zur Förderung der Gesundheitskompetenz haben auch Nachteile wie bspw. hohe Kosten, denen kein direkter Nutzen gegenübersteht, da sich positive Entwicklungen oft erst nach Jahren zeigen. Für nähere Informationen hierzu kann auf Bonfadelli (2017) S. 155 ff. zurückgegriffen werden.

Auf die Förderung der Gesundheitskompetenz von vulnerablen Gruppen wie Menschen mit geringen ökonomischen Ressourcen, Menschen mit Migrationshintergrund, Menschen mit chronischer Erkrankung oder im höheren Lebensalter wurde aus Umfangsgründen nicht weiter eingegangen. Ebenso bleibt in dieser Arbeit die Frage offen, wie die Gesundheitskompetenz von kranken Menschen im Vergleich zu den Gesunden gefördert werden kann, da diese, wie der Abbildung 1 zu entnehmen ist, schwerer an nützliche Informationen zu gelangen scheinen.

---

[55] Vgl. *Weise* (2019), S. 597 ff.

# 5. Abschließende Worte und Ausblick

Die praktische Relevanz dieser Hausarbeit ist für Versicherte, Arbeitgeber, Beschäftigte der politischen Ebene sowie Akteure des Gesundheitssystems vorrangig aufklärend in Bezug auf Gesundheitskompetenz und Gesundheitskommunikation gegeben. Insbesondere für die gesetzlichen Krankenkassen ist das für die BKK Löwensen erstellte Kommunikationskonzept inkl. der Maßnahmen zur Förderung der Gesundheitskompetenz der Bevölkerung beispielgebend.

Um die fortwährend steigenden Arbeits- und Alltagsanforderungen individuell gesünder und wirtschaftlich ökonomischer bewältigen zu können, ist und bleibt eine gut entwickelte Gesundheitskompetenz sowohl auf der persönlichen als auch auf der unternehmerischen Ebene erforderlich.

Es werden mehr Maßnahmen zur Förderung für Bevölkerungsgruppen mit niedriger Gesundheitskompetenz benötigt. Eine verstärkte Alters- und Zielgruppenspezifität ist notwendig, die in die verschiedenen gesellschaftlichen Handlungsebenen integriert werden.[56]

Im Zuge der fortwährenden Digitalisierung unserer Gesellschaft wird in Zukunft weiterhin hinsichtlich Digital Health Literacy geforscht. Hierdurch ergeben sich insbesondere für jüngere Generationen durch das Aufwachsen mit digitalen Produkten viele Chancen auf eine frühzeitige Implementierung der Gesundheitskompetenz.

---

[56] Vgl. *Jordan/Töppich* (2015), S. 922

# Abkürzungsverzeichnis

Insofern Abkürzungen verwendet wurden dann ausschließlich diejenigen, die im Duden zu finden sind. Alle anderen wurden im Text erläutert oder ausgeschrieben.

## Abbildungsverzeichnis

**Abbildung 1:** Informationsbeschaffungskompetenz von Gesunden und Kranken im Vergleich ........................................................................................... **10**

## Quellenverzeichnis

Bernatzeder, P. (2018). *Erfolgsfaktor Wohlbefinden am Arbeitsplatz*. Berlin: Springer Verlag.

Bonfadelli, H. (2017). *Gesundheitskampagnen in den Massenmedien: Kommunikationstheorie für Kommunikationspraxis*. Heidelberg: Springer Verlag.

Gasteiger-Klicpera, B./ Maitz, K. (2020). Konzeption und Durchführung von Workshops zur Förderung der Gesundheitskompetenz von SchülerInnen der Sekundarstufe I. In *Präv Gesundheitsf* (2020). Zugriff am 29.07.2020. Verfügbar unter https://doi.org/10.1007/s11553-020-00762-4

Gimbel, B./ Lang, S. (2018). Gesundheitskompetenz als Schlüsselqualifikation der Zukunft bei der Personalentwicklung. In Pfannstiel, M. A./ Mehlich, H. (Hrsg.). *BGM – Ein Erfolgsfaktor für Unternehmen* (S. 179-202). Wiesbaden: Springer Gabler Verlag.

Jordan, S./ Töppich, J. (2015). Die Förderung von Gesundheitskompetenz (Health Literacy) – Eine gesamtgesellschaftliche Aufgabe. In *Bundesgesundheitsblatt - Gesundheitsforschung - Gesundheitsschutz 58* (S. 921–922). Zugriff am 05.08.2020. Verfügbar unter https://doi.org/10.1007/s00103-015-2233-3

Kindermann, A./ Krüger, J. (2019). Integrierte Kommunikation im Gesundheitswesen. In Matusiewicz, D./ Stratmann, F./ Wimmer, J. (Hrsg.), *Marketing im Gesundheitswesen* (S. 57-74). Wiesbaden: Springer Gabler Verlag.

Koch-Gromus, U./ Trojan, A. (2019). Selbsthilfe und patientenorientierte Gesundheitsversorgung: eine Bestandsaufnahme. In *Bundesgesundheitsblatt - Gesundheitsforschung - Gesundheitsschutz 62* (S. 1–2). Zugriff am 05.08.2020. Verfügbar unter https://doi.org/10.1007/s00103-018-2860-6

Merz, R. (2016). Gesundheitskompetenz der Patienten stärken. In *MMW – Fortschritte der Medizin 12.2016* (158, S. 36). Zugriff am 05.08.2020. Verfügbar unter https://doi.org/10.1007/s15006-016-8435-2

Müller, H./ Samerski, S. (2019). Digital Health Literacy – Thesen zu Konzept und Förderungsmöglichkeiten. In Pfannstiel, M. A./ Da-Cruz, P./ Mehlich, H. (Hrsg.). *Digitale Transformation von Dienstleistungen im Gesundheitswesen VI* (S. 35-50). Wiesbaden: Springer Gabler Verlag.

Pfannstiel, M. A./ Schweighöfer, S. C. (2018). Gesundheitskampagnen zur Prävention, Information, Aufklärung und Föderung der Gesundheit der Bevölkerung. In Pfannstiel, M. A./ Mehlich, H. (Hrsg.). *BGM – Ein Erfolgsfaktor für Unternehmen* (S. 101-114). Wiesbaden: Springer Gabler Verlag.

Rohr, D./ Schubert, F.-C./ Zwicker-Pelzer, R. (2019). Beratung – Grundlagen, Konzepte, Anwendungsfelder. In Kriz, J. (Hrsg.), *Basiswissen Psychologie*. Wiesbaden: Springer Nature Verlag.

Schaeffer, D./ Hurrelmann, K./ Bauer, U./ Kolpatzik, K. (Hrsg.). *Nationaler Aktionsplan Gesundheitskompetenz. Die Gesundheitskompetenz in Deutschland stärken* (1. überarbeitete Auflage, 2020). Zugriff am 25.07.2020. Verfügbar unter https://www.nap-gesundheitskompetenz.de/

Schumacher, B. (2020). Fünf Maßnahmen für eine gute Arzt-Patienten-Beziehung. In *MMW – Fortschritte der Medizin 3.2020* (162, S. 8). Zugriff am 05.08.2020. Verfügbar unter https://doi.org/10.1007/s15006-020-0129-0

Schwarz, U./ Hutter, K. (2012). Marketing-Management: Wie sich das Verhalten von Konsumenten beeinflussen lässt. In S. Hoffmann, U. Schwarz, & R. Mai (Hrsg.), *Angewandtes Gesundheitsmarketing* (S. 47–55). Wiesbaden: Springer Fachmedien.

STADA Arzneimittel AG (2017). *STADA Gesundheitsreport 2017. Die Gesundheitsbildung junger Erwachsener in Deutschland.* Zugriff am 25.07.2020. Verfügbar unter https://www.stada.de/fileadmin/user_upload/A_stada.de/4_Service_Gesundheit/03_All es_Gute-Initiative/2017/STADA_Gesundheitsreport_2017.pdf

Statista Research Department (2017). *Statista-Umfrage Digital Health 2017.* Zugriff am 13.08.2020. Verfügbar unter https://de.statista.com/statistik/daten/studie/698502/umfrage/genutzte-kontaktkanaele-mit-der-krankenversicherung-nach-kasse-2/

Techniker Krankenkasse (2018). *Homo Digivitalis - TK-Studie zur digitalen Gesundheitskompetenz 2018.* Zugriff am 16.08.2020. Verfügbar unter https://www.tk.de/resource/blob/2040318/a5b86c402575d49f9b26d10458d47a60/studi enband-tk-studie-homo-digivitalis-2018-data.pdf

Weise, J. (2019). Vertrauen als Schlüsselfaktor für erfolgreiche Kommunikation. In Matusiewicz, D./ Stratmann, F./ Wimmer, J. (Hrsg.), *Marketing im Gesundheitswesen* (S. 591-604). Wiesbaden: Springer Gabler Verlag.

Wittke, G. et al (2014). *Gesundheitskommunikation und -Förderung* (1. Auflage). Riedlingen: Studienbrief der SRH Fernhochschule.

# BEI GRIN MACHT SICH IHR WISSEN BEZAHLT

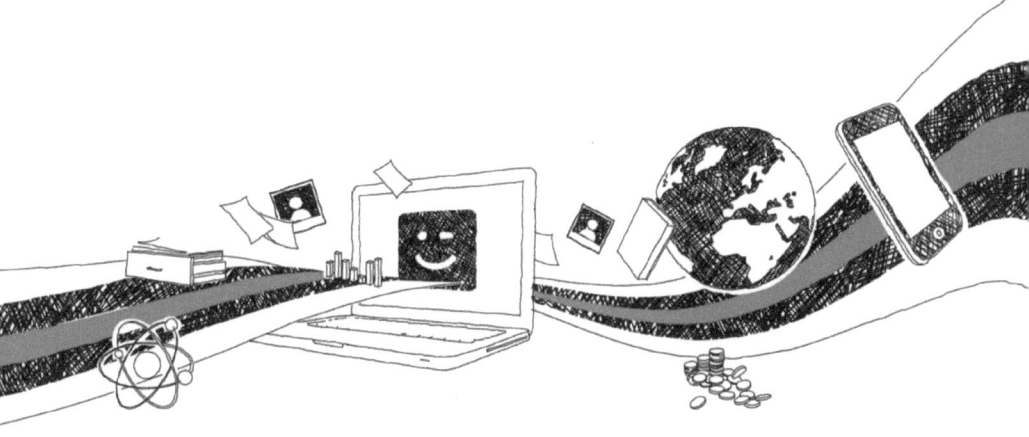

- Wir veröffentlichen Ihre Hausarbeit,
  Bachelor- und Masterarbeit

- Ihr eigenes eBook und Buch -
  weltweit in allen wichtigen Shops

- Verdienen Sie an jedem Verkauf

Jetzt bei www.GRIN.com hochladen
und kostenlos publizieren

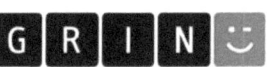